歯科衛生士ブックレット Vol.5

ライティング・バキューム操作・圧排
歯科手術アシスタント マスターBOOK

岩渕 慧　今村栄作

クインテッセンス出版株式会社　2022

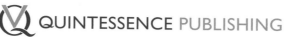

QUINTESSENCE PUBLISHING

Berlin | Chicago | Tokyo
Barcelona | London | Milan | Mexico City | Moscow | Paris | Prague | Seoul | Warsaw
Beijing | Istanbul | Sao Paulo | Zagreb

はじめに

　歯科治療における処置には外科的なものがとても多くあります。抜歯や歯周外科のみならず、歯冠形成や根管治療、スケーリングなどでも、患者さんの身体には侵襲が加わります。そして、どの処置も吸引が必要な場面が多く、適切なライティング（明視野）下で処置を行わないと、エラーが起こりやすくなります。

　通常の歯科治療では、12時のポジションで、歯科医師自体がバキュームを左手に持ち、右手で形成や処置を行うことも多いと思いますが、外科手術（抜歯、歯周外科、インプラント手術など）は、明視野を確保するために歯肉歯槽粘膜や筋組織などの牽引や圧排が必要となるため、どうしても2本の腕では足りません。また滅菌グローブを装着している場合は、ライトハンドル部に滅菌処理をしていないと触ることができません。そうなりますと、アシスタントワークになる状況が多くなります。

　私たちは、アシスタントによる組織の牽引、口腔内出血や唾液の吸引、そしてライティングテクニックは、手術の完成度（出来映え）を左右するとても重要な仕事と考えています。歯科医師の立場で申しますと、アシスタント＆ライティングワークの上手なスタッフに介助についてもらえると、手術時間の短縮、ひいては出血量の減少となり、また適切な力による組織牽引もプラスされるため、術後の回復時間ももちろん短縮され、患者さんにもとても喜ばれることが多くなります。

　上手なアシスタントとは、術野がよく見えている（ミラーやリトラクターの介助において術者が見やすいように、そして自分も見やすいように牽引できている）、術者の気持ちを汲むことができる、数回の手術で介助全体の流れを把握できる、といったことが挙げられます。こう言うことは簡単ですが、就職したばかりのスタッフにはとてもハードルの高い仕事かもしれません。

　最初からアシスタント＆ライティングワークが上手な人などおりません。しかし比較的早期に介助技術が向上するスタッフがいます。そのようなスタッフに共通して言えることは、手術や処置の内容を予習して、全体の流れを把握して治療に臨み、処置後にも復習と確認を行っています。本書はその際に役立つような内容になっています。

　今回、以前クインテッセンス出版の月刊歯科衛生士で書かせていただいたバキュームテクニックとライティングについて、単行本化のお話をいただきました。歯科小手術の介助テクニックがメインの書籍は少なく、本書の出版が歯科医院や病院口腔外科でのアシスタントワークをスムーズにする一助となればと思い書かせていただきました。

　術者とアシスタントはワンチームです。行うべき手術を安全にそして速やかにゴールに向かって進むために、アシスタントは術者の場面ごとの気持ちを理解し、何を求められているかを考えて介助したいものです。本書にはそんな術者の気持ちも記しましたが、術者の術中の考えはさまざまです。本書はあくまで私たちの病院の一方法であり、すべての内容が読者の勤務されているクリニックにあてはまるわけではないでしょう。この本が、読者のクリニックでどんな介助をしたらいいのかを術者と話し合うきっかけになれば幸いです。

令和四年七月吉日　岩渕 慧　今村栄作

CONTENTS

歯科手術（抜歯・小手術）の アシスタントワークとは

　本書では歯科手術のアシスタントワークについて説明します。"歯科手術"ってなんでしょう？　歯周外科（フラップオペ）や舌小帯手術、インプラント埋入手術などのほか、抜歯もそうですね。1日に一度は歯科手術があるクリニックも多いのではないでしょうか？ 筆者の勤務するような病院などでは歯科手術は2名ないし3名程度で行いますが、多くのクリニックでは基本的には術者（歯科医師）と第一アシスタント（歯科衛生士あるいは歯科助手）の2名で行います。

　手術ですので、もちろん、術前・術中・術後のマネージメントが必要になります（**図1**）。歯科医師との連携とあわせて時系列で並べると**図2**のようになりますね。紙面の関係もあり、本書ではこのうち「術中のアシスタントワーク」を扱います。

図1　歯科手術アシスタントワーク

術前マネージメント
● **既往歴や内服薬の聴取**
主治医とあらかじめ相談しておく。
● **使用器材やモニターの準備**
歯科手術基本鋼製器具のなかから予定手術に必要な器具をセレクトして準備しておく。

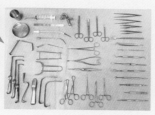

P.31で名称をチェック!

手術方法を確認して歯科医師が器材などを準備する場面も多いと思うが、アシスタントも器材について把握していることが望ましい。

術中マネージメント
● **入室後の患者説明**
手術を受ける患者との信頼関係の構築*。実際の手術の流れや術後の注意点をわかりやすく説明し、患者の手術に対する恐怖心などを和らげ、安心感を持てるようにすることを心がける。
● **術中のアシスタントワーク**
ライティング、バキュームと、組織牽引、圧排。

術後マネージメント
● **術後の注意事項と創部の管理方法についての患者説明**

*歯科医師によって行われる術前のインフォームドコンセント（IC）とは異なる。

図2　歯科医師との役割分担

	歯科医師	歯科衛生士
手術決定		
術前	● 術前手術説明（IC）　● 手術承諾書 ● 既往歴がある場合は主治医への対診　● 術前投薬の処方　など	患者から歯科医師に聞きにくい内容や理解しづらかった部分の説明補足
	← DRへ	（手術までに） ● 手術時間や日程の調整 ● 内服薬や既往歴の再確認
術中	● 小手術	● 必要器材の準備、薬剤内服の確認 ● 有病者はバイタルチェック ● 手術アシスタント
術後	● 手術後の投薬と処置	● 術後説明（術後の不安な点を聴取する）

ライティング＆サポートテクニック

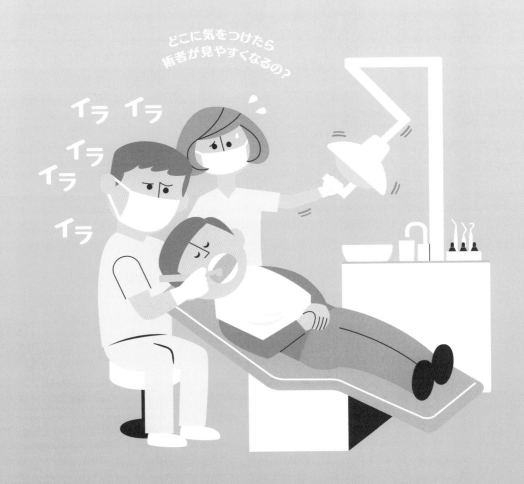

どこに気をつけたら
術者が見やすくなるの？

イラ イラ
イラ
イラ
イラ

術者と患者さんの
安心をアシストしよう

"迷"アシスタントから
卒業しよう

from DH

　この春に入職した歯科衛生士・歯科助手の皆さん、新しい歯科医院で勤務を始めて数ヵ月が経つと思いますが、そろそろ職場の雰囲気に慣れてきた頃でしょうか？　新しい環境で働くというのは、仕事についてだけでなく人間関係にもいろいろ気を回して、心身ともに疲れてしまうものですよね。筆者も、初めて勤務した歯科医院の院長とは50歳年が離れていたので、どうやって話をしていいのかすらわかりませんでした。アシストについた際も、緊張のあまりミスをしてしまい、結果的に先輩歯科衛生士と交代させられたこともありました。

　今思えば、当時は自分の仕事だけで手いっぱいの状態で、周りのことまで目を向けられていませんでした。院長が治療する部位に光の焦点を合わせているつもりなのに、ライトの位置を直されてしまうこともしばしば。また、口腔内を吸引しつつ処置の合間を縫って次に使用する器材を用意するだけで頭がいっぱいになってしまって、治療中の患者さんのようすを見る余裕がなく、患者さんの気分が悪くなっていてもすぐには気づいてあげられませんでした。

　安全でスムーズにアシストを行うためには、術者が処置をする部位と術中の患者さんのようすの両方を視野に収めることが大切です。そして同時に、バキュームでの吸引やライティングを行い、使用する器材の準備まで並行して行えるようになりましょう。本章では、これらの適切なアシストのためのポイントから「ライティング」と「患者さんの全身状態の確認」について、お伝えします。

適切なアシストで
術者は治療に集中できる

from Dr.

　歯科治療で扱う口腔内は非常に狭いフィールドであり、また、口唇や頬部の存在によって、口腔全体を照らすことは不可能です。そのため、治療を行う部位にライトを当てる必要があるのですが、光の入り具合によってはかえって見えにくくなってしまいます。治療部位や術野が見えなくなると、①チェアタイムが増える、②処置が不確実になる、③術者がイライラする、④ライティングを直そうと患者さんの口腔内を触ったグローブでライトハンドルを何度も触ってしまう（不潔です！）、というデメリットが考えられます。ですから、「ライティングのじょうずなアシスタントに、ずっと働いてほしい！」と思っている院長はとても多いと思います。バキュームテクニックのじょうずなアシスタントもクリニックにとっては手放したくないのですが、ライティングのじょうずなアシスタントも同じくらい重要と考えています。

　さらに、歯科医師は治療の現場に追われていて、来院してから治療までの患者さんのその日の状態をすべて自分で確認することが困難です。ですので、アシスタントがその一部分でも担ってくれれば安心して治療に臨むことができます。

　次ページからのPART1では、術者が治療を行いやすいライティングについて、歯科医師の目線からお話しします。

PART 1

自信をもってライティングするためのテクニック

ここでは、適切なライティングを行うためにはどんなことに気をつければよいのかを、
歯科医師の目線も交えてお伝えします。

1 ライトの当て方の基本

POINT 1

ライトの中心部分から出るもっとも明るい光を、患歯にまっすぐ当てる

術者の目線と同じ角度が、もっとも明るい光が当たる角度。

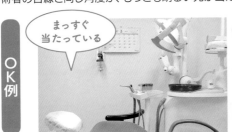

OK例
- まっすぐ当たっている
- 患歯に影ができていない

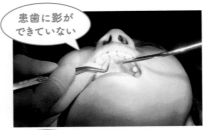

NG例
- 外れている
- 患歯が暗く影になっている

　いちばん大事なのは、ライトは中心部分がもっとも明るく光ることを頭に入れ、そのもっとも明るい光を術者の見たいところに当てることです。

　術野から目を外さないようにしながら、ライトハンドルを動かしましょう。その際、手首の動きで微調整しながら、もっとも明るくなる角度に合わせていくとうまくいきます。慣れてきたら、素早くピンポイントで合わせられるようにしましょう。

　それらのことをふまえて、上顎・下顎・右側・左側に分けて、筆者らが行っている基本のライトの当て方をご紹介します。

POINT 2

術野から目を外さないようにしながら、ライトハンドルを動かす

術者が患歯を直視しているのか、ミラーに投影させているのか、前歯であれば舌側を見ているのか、唇側を見ているのかなど、術野に合わせてライトの向きを微調整していく。

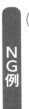
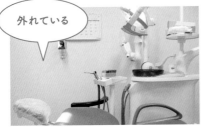
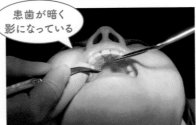
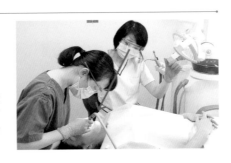

［術野別］外科処置でのライティングのしかた

上顎

➡ 45～60°の位置から

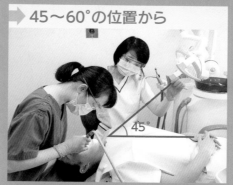

上顎は、「ライトを下から入れる」と教わるが、あまりにも下からだと、患者がまぶしく感じてしまうため注意が必要。顔にタオルやオイフをかぶせておくと、まぶしく感じさせずに済む。

右側

➡ 右から

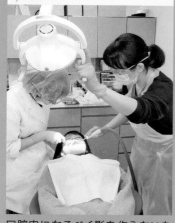

口腔内になるべく影を作らないためには、術者の目線と同じ向きから光を当てるとよい。

左側

➡ 左から

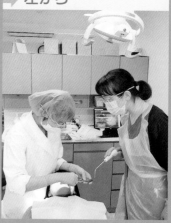

抜歯、歯周外科、インプラント手術などの外科処置においては、頬側からの切開や剥離操作を行うことが多いため、写真のように頬側（左）からのライティングがよい場合も多い。

Dr.からのアドバイス

左側に対する一般的な歯科治療では術者のアプローチ方向、つまり目線と同じ向き（右）か、90°の位置からの光が好まれるかと思います。

下顎

➡ 90°の位置から

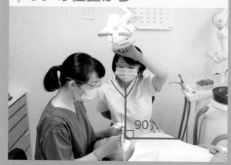

上下ともに前歯部はライトの入射角は難しくないが、臼歯部は患者の開口量でライトの入り方が左右される。

2 影を作りにくいテクニック

POINT 1
事前にカルテとエックス線写真で治療部位・処置内容を確認しておく

術者の見たい部分、術者が取るであろうポジション、姿勢を予測する。

Dr.からのアドバイス

どちら側から? と迷ったら

　術者の頭で影を作らないように術者側から照らしてほしいか、それともミラーテクニックで確認するからアシスタント側からのライティングでもよいのかは、術者によって個人差があると思います。

　まずは、見学時に、使用する器具や薬剤などのメモとともに、治療内容とライティングの方向についてもメモしておきましょう。そして、治療開始前に、「先生の○○の治療では、△△からライティングされていましたが、今日の患者さんの場合は、どの方向からのライティングがよいでしょうか?」と聞いてみましょう。そんなに悩んだり、構えたりする必要はないと思いますよ。

　また、術者によってライティングの好みもありますので、処置前に確認しておくのもよいですね。

POINT 2
診療中も術者の視線を意識する

診療の流れに沿って、術者が見ている先を考えて光を当てるようにする。

例：抜歯時

術者の動き	光を当てる先
抜歯	抜く歯の位置
抜去後	抜歯窩の凹み
抜去歯の確認	術者が保持している歯
抜去歯の隣在歯の確認（ミラー使用）	ミラー

POINT 3
ライト・術者・患者の口腔内の位置関係に注意する

術者の頭が光を遮って、術者の見たい部分に影ができないようにする。

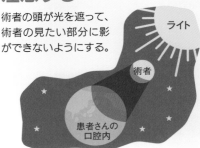

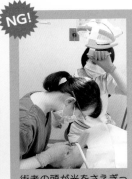

術者の頭が光をさえぎって、患者さんの口腔内に光が届いていない。

　術者のポジションや姿勢によって、基本の当て方だと術者の頭などで影ができてしまうときは、どうすればよいのでしょうか?

　まずは、事前にカルテおよびエックス線写真で治療の部位を確認しておきましょう。そうすることで、術者が患者さんの口腔内のどこを見たいのか、どのようなポジションや姿勢をとるのかを予測することができます。根管治療なのか、抜歯なのか、う蝕の処置なら近心なのか、頬側なのかなどによって、術者が見たい部分が変わってきます。

　次に、診療中にも術者の視線を意識しましょう。たとえば、抜歯時は、抜く歯の位置に光の焦点を当て、抜去後は抜歯窩の凹みに焦点を合わせるようにします。そうすると、抜去時は対象の歯を、掻爬するときは歯槽骨や不良肉芽を明視野におくことができます。さらに、口腔内から抜去した歯の状態を確認する時も、術者が保持している歯に光の焦点を合わせます。また、抜去歯の隣在歯のう蝕や歯石を確認する際、術者が歯科用ミラーを使用している場合はミラーに光を合わせます。抜去歯を確認するタイミングは術者によってさまざまですが、術者の見ている先を考えて光を当てるとよいでしょう。

　実際、ライティングする際に注目すべきは、「ライトと術者と患者さんの口腔内の位置関係」です。ユニットのライトが太陽だとしたら、術者の頭は月、患者さんの口腔内は地球になります。太陽と月の位置によって、地球には影ができます。同じように、ライトと術者の位置によって、患者さんの口腔内のどこかしらは影になります。また、ライトを術者の頭にぶつけないように、術者が立ち上がったり動いたりする位置から離しておくようにしましょう。

筆者らが行っている

［シチュエーション別］影を作りにくいテクニック

術者がミラーテクニックを使う場合

➡ 光をミラーに反射させる

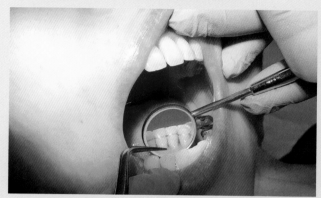

患歯ではなくミラーそのものに光を当てることで、術者が見ている鏡像を明視野における。当てたら、ミラーで反射した光が術野を照らしているかも確認する。

NG!

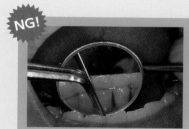

光の中心がミラーから外れているため、当然術野にも光が届いていない。光が届かないため、明視野になっていない。

術者が、術者側からのライティングを好む場合

➡ 術者の好みに合わせる

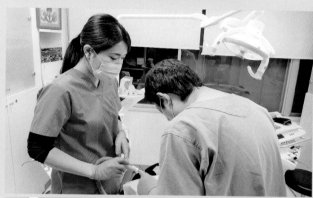

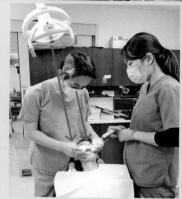

術者側＝術者の目線と同じ方向から当てると、術野の周りの歯で影ができなくなる。どの部位の治療でも、術者の目線と同じ方向からのライティングを好む歯科医師もいる。

😊 Dr.からのアドバイス

「暗い」と言われるのは、老視（老眼）のせいかも……

　まだ20〜30代の歯科衛生士や歯科助手の皆さんには、なかなかイメージがわかないかと思いますが、人間は40歳を超えると急激に眼が衰えてきます。日本人の老視（老眼）になる平均年齢は42、3歳と言われており、特にわれわれ歯科医師や外科手術を行う外科医は、つねにユニットのライトや無影灯などのライティング下で仕事をしていて、明るい環境に眼が慣れてしまっていることから、他の職種に比べて眼の衰えが早い印象を受けます。筆者も年齢を重ねるにつれて明るい環境でないと仕事ができなくなっていると実感しています。

　特に暗い場所が見えにくくなることが困ります。20代では絶対に見えていた影の部分はもちろん、ちょっと暗い部分でも見えなくなるわけです。

　図1は20〜30代の視野、**図2**は50代の視野のイメージです。**図1**は全体的に明るく見えていますが、**図2**では頬粘膜の裏側や下顎前歯部〜小臼歯部の舌側粘膜などが、かなり見えにくいのがわかります。このように、術者が「暗い!」と言うのは、視野に暗い部分が多く入るからです。歯科ユニットのライトですべてを照らすことは無理ではありますが、できるだけ影を作らないよう、ライティングの方向をくふうしてみてください。

図1　20〜30代の視野イメージ

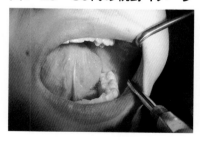

図2　50代の視野イメージ

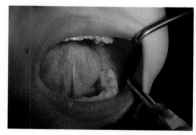

① 4時の位置に立つ

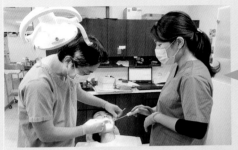

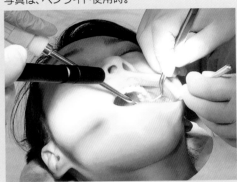

3時の位置から見ると……

4時の位置から見ると……

上顎左側、特に臼歯部は、アシスタントが3時の位置からどんなに背伸びをしても、術野を見ることはできない。その場合、少し下がって4時の位置に動くと見えやすくなる。下がる際、スピットンなどが可動式の場合は、6時の方向に移動させておくと、アシスタントの領域が広がる。

補助ライトを使う

歯科ユニットのライトだけでは明るさが足りない場合、補助ライトの使用を検討する。多方向からのライティングは、術野を明視野に置きやすくなる。写真は、ペンライト使用時。

② 口唇を圧排する

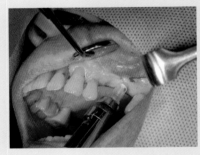

吸引管と扁平鈎を使用して、口唇を圧排する。それにより術野が確保できる。

➡P.32〜33にさらに詳しく！

プラス1 アドバイス

圧排の器具を使い分けて、視野をさらに広げよう

　基本的なライティングができるようになったら、狭い口腔内を明視野に保てるように口角や舌を排除・圧排してみましょう。スムーズな排除・圧排には、器具を使い分けましょう。

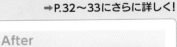

Before

After

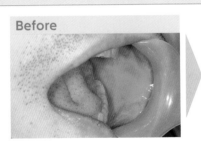

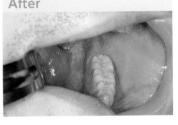

臼歯部には

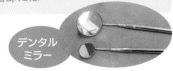

デンタルミラー

臼歯部の治療をする際は、デンタルミラーで口角を排除することで明視野になる。

頬粘膜をしっかり排除するには

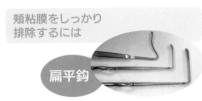

扁平鈎

特に頬粘膜が厚い患者さんの場合は、ミラーではヘッドが小さく排除しづらいことがあるが、扁平鈎を使えば安定した状態で粘膜を圧排することができる。柄が長いため、長時間粘膜を圧排していても腕が疲れない。

舌肥大or舌の動きを止められない患者さんには

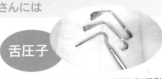

舌圧子

舌が肥大している患者さんや、不随意運動で舌の動きを止められない患者さんの下顎臼歯部の治療では、舌圧子を使用することにより患歯が明視野におけるだけでなく、鋭利なものから患者さんの舌を守ることができる。また、唾液の吸引もしやすくなる。

さまざまな補助ライトを知ろう

　多方向からのライティングは、術野を明視野に置きやすくなるため、明るさが足りない場合や治療内容によって、補助ライトの使用を考えてみるのも1つの手です。院内でライティングの話題が出た際、提案してみてはいかがでしょうか。

術者がのぞきこみ、どうしても影になる部位には

LEDペンライト

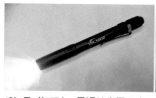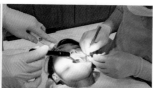

ペンライトでも、最近は光量の多いものが増えている。1,000～2,000円で購入できるものもある。

利点
● 処置部位をピンポイントで照らすことができる
● 処置の流れによって移動させやすい

欠点
● 光量の調節ができないため、当て方によってはまぶしすぎる場合がある

アシストのコツ
● 処置の邪魔にならない距離から照らす
● 患者さんがまぶしくないよう目に当てない
● 器具に当たって不潔にならないようにする

※現在のユニットライトの光量は多いためペンライトを使う状況は少ないが、歯科訪問診療では有用である。

大臼歯部の歯周外科・インプラント手術には

ライト付き吸引管・舌圧子など

オルボH（茂久田商会）　※販売終了
ディスポーザブル吸引管に滅菌可能な光源システム。歯周外科やインプラント手術などでは便利。

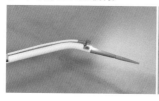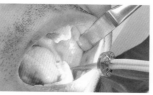

ブラヴィファイバーオプティックケーブル（ハセガワメディカル）
吸引管や舌圧子、扁平鉤に装着できるため、かなり深部の術野まで照らすことが可能。インプラントや口腔外科手術でも比較的大きな手術に向いている。写真は、ワイダー舌圧子（FOケーブル対応）に装着したところ。

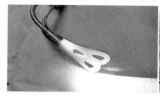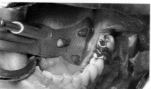

利点
● アシスタントサイドから照らすことにより、影が少なくなる
● アシスタントの視力が良くない場合も便利

欠点
● 光源装置の準備が煩雑

アシストのコツ
● 吸引時以外も処置に必要なときは照らすようにする

細かい手術や処置を行うときには

ヘッドライト（ルーペ装着タイプ、頭部固定タイプ）

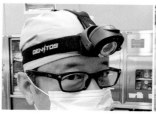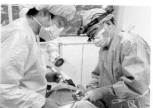

筆者が愛用している、頭部固定タイプのヘッドライト。工事や釣りなどに使用されているものだが、光量があり、センサーで点灯でき便利。

利点
● 術者側からダイレクトにライティングできる
● 頭部の動きに連動するため、見ている部位にそのまま光が当たる

欠点
● コード付きはコードの取り扱い、電池や充填タイプは電池容量の減弱による光量の減少

アシストのコツ
● ユニットライトは補助的に使用する
● 処置部位を中心にまんべんなく照らす
● 術者が滅菌グローブを装着している場合、アシスタントが角度の調節を行う

大きな手術を行うときには

無影灯（オペレーティングライト）

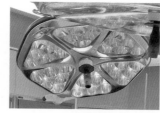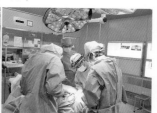

写真右は、上顎右側の処置。無影灯の光が術者側から入っている。光と術者の顔の向きを同方向にする。

利点
● 光量が非常に多く、さまざまな方向から照らすため、口腔内の手術でも影ができにくい

欠点
● 光量が強いため、長時間の手術では眼が疲れやすい（手術時間に合わせて光量の調節を行うとよい）

アシストのコツ
● フォーカスを治療部位に合わせる
● 光のフォーカスをコントロールするには、中央部のハンドルを回転させる
● 手術部位に対して垂直に光を入れる

3 ライトの位置を変えるタイミング

POINT 1
基本的に、処置中はライトの位置を何度も変えない

ライトの位置が定まらないと、術野の明るさが変動して、処置を行いにくい。術者が集中しているときは動かさない。

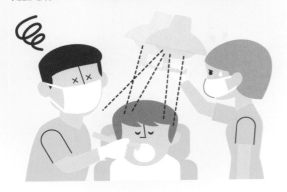

POINT 2
変えるタイミングは、術者が術野から目を離したとき

ライトを動かしたいときは、タービンを置いた瞬間などを狙って、セットし直す。

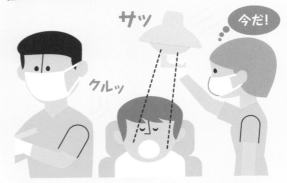

サッ

今だ！

クルッ

POINT 3
不安なときは、直接術者に確認する

それでも不安だったら、「ライト入っていますか？」、ライトを動かした後には「ライト入りましたか？」と、直接術者に聞いて確認する。

Dr. からのアドバイス

術中の位置の調整は治療の進行に合わせて

　まず、治療開始時には、歯科医師が自分で治療野にライティングを行いますが、開始後からはアシスタントがライティングの主役です。右手にバキュームを持つ場合は、左手でライティングを行うため、左手での動作と移動に慣れるよう練習しましょう。

　ライトを頻繁に移動させる必要はありませんが、処置部位が近心から遠心に移動するとか、手元で補綴物を研磨する場合など、治療部位や作業場面が変わった場合にスムーズにライティングを変えてもらえると、治療を進めやすいです。

　「暗いかな？」という不安から、処置中についライトの位置を頻繁に動かしてしまってはいませんか？　しかし、ライトの位置が定まらず頻繁に動かされると、術者は視野が明るくなったり暗くなったりして、処置を行いにくくなってしまいます。処置中は、基本的にライトの位置を何度も変えないようにしましょう。

　ライトが適切な位置より多少ずれていても、ある程度口腔内に光が入っていれば、処置の区切りがつくまでは、位置を動かさないほうがよいでしょう。切削や切開時な

どの術者がもっとも集中している時に手元が見えなくなってしまうと、視野が明瞭でなくなり術者が困ります。

　ライトを動かしたい時は、術者がタービンを置いた瞬間などの術野から目を離したときを狙って、セットしなおすとよいでしょう。また、術者の視野にライトが入っているかどうかが不安な時は、直接術者に「ライト入っていますか？」などと聞いてみましょう。さらに、ライトを動かした後にも「ライト入りましたか？」と確認することによって、自分の不安な気持ちがなくなります。

プラス1 アドバイス

処置の合間にもライトを消そう

意外と患者さんが気にされるのが、処置の合間にライトを点けたままにされることです。「少しお待ちください」と言ってわれわれスタッフがユニットを離れてから戻るまでの間、患者さんはずっと光を受けることになり、非常にまぶしい思いをされています。われわれにとっては、「少し」でも、待つほうからすると長く感じることもあるかもしれません。

ライトのON・OFFについては、医院ごとに方針が異なると思いますので、先輩や院長先生に確認して、できれば処置の合間は消すようにしましょう。

ユニットに戻りライトを点ける際も、患者さんがまぶしくないように、目が入らない角度でライトを点け、お顔の下側から光を入れていくような配慮も必要です。

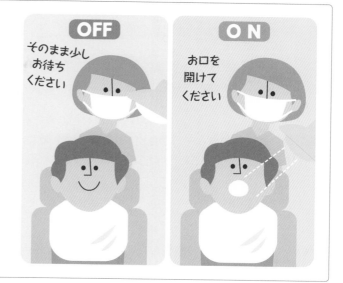

OFF そのまま少しお待ちください

ON お口を開けてください

COLUMN

治療後にライトカバーを清拭していますか?

治療後には、ブラケットテーブルと合わせてライトカバーも清拭しましょう。ライトカバーは、タービン使用時に飛散した唾液や血液が付着していることが多く、治療中はライトが患者さんの目の前にきますので、汚れが付いていては医院の信用にもかかわります。さらに、小さなほこりを清掃するだけでも光量が増えます(**図3**)。

ライトカバーの清拭には、アルコール綿ではなく、唾液や血液などタンパク由来の汚れを分解して除菌できる製剤の使用をおすすめします。ルビスタ(キョーリンメディカルサプライ)(**図4**)はプラスチックに使用しても影響が少ないとされているため、当科でも使用しています。

また、ライトカバーの清拭と同時に、フロントカバーの緩みがないか、変形やヒビ割れがないかを合わせて点検しましょう。

図3 多量のほこりが付着したユニットライト

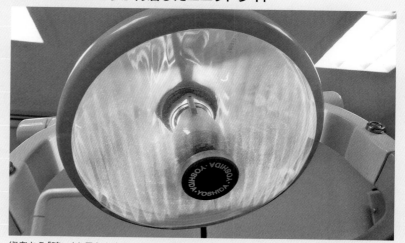

術者から「暗い」と言われたら、ライトの汚れをチェックし、取り除くだけでも光量が増える。

図4 ルビスタ
(キョーリンメディカルサプライ)

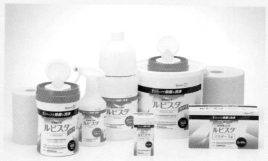

PART 2

心身をサポートするための
テクニック

ここでは、患者さんの心身をサポートするにはどんなことに気をつけ、
どんな声かけをすればよいのかを、歯科治療の時間軸に沿ってお伝えします。

　まず、実際に歯科治療における全身的偶発症の発生頻度やタイミングを知っておきましょう。歯科治療における全身的偶発症の発生する場所でもっとも多いのは、診療室のデンタルチェアの上です[1]。偶発症の種類でもっとも多いのは、脳貧血発作（血管迷走神経発作）です[1]。他にも、過換気症候群、血管収縮薬過敏症、局所麻酔薬のアレルギーなどがあります[1]。

　これらの偶発症は、局所麻酔施行時、歯科治療中、歯科治療終了後のタイミングで起きています[1]。

治療前

すべての患者さんに体調を聞いておく

☐ **その日の体調はどうか**
（普段の生活が送れているかどうか）

☐ **緊張していないか**

☐ **薬の内服状況はどうか**

☐ **普段の血圧はどうか**
（特に麻酔予定の高血圧患者の場合）

　患者さんをユニットにお通ししたら、「いつもと体調はお変わりないですか?」と、その日の体調を確認しておきましょう。緊張が強く顔がこわばっているような患者さんには、「緊張しますよね～」「昨日の夜は眠れましたか?」「ご飯は食べてきましたか?」など、普段どおりの生活が送れているかどうかを確認します。歯科治療でもっとも発生頻度が高い脳貧血発作（血管迷走神経発作）を予防するためには、患者さんのストレスをいかに取り除くかがポイントです。

　こちらから「緊張しますよね～」と、患者さんが不安を打ち明けるきっかけを作っておくと、患者さんから「緊張して前日眠れなかった」「ご飯が食べられなかった」などの言葉が出てくることが多いです。普段の生活どおりのことができていない場合は、緊張の理由を患者さんに直接聞きましょう。麻酔が怖い、痛くて眠れなかった、何をされるのかわからなくて緊張してしまう……など、緊張する原因は人それぞれです。

　麻酔の痛みが怖いという人には、その旨を歯科医師に伝えます。表面麻酔を使用することができれば、痛みの軽減につながります。また、タービンの音が怖い人には、イヤホンをつけて患者さんの好きな音楽を聞いてもらいながら抜歯を行ったこともあります。

　治療前に患者さんの不安を聞きだしておけば、対処法を考えることができます。適切な対処で患者さんに安心感を与えることができれば、患者さんとの信頼関係の確立にもつながることでしょう。

　また、麻酔の予定がある高血圧の患者さんには、普段の血圧も聞いておきます。

患者さんに深呼吸を続けてもらう

- [ ] 眉間に
しわが寄っていないか

- [ ] 全身に力が
入りすぎていないか

- [ ] 麻酔後、
気分が悪くなっていないか

　ご周知のとおり、局所麻酔薬の中にはアドレナリン（エピネフリン）が添加されており、局所麻酔後は血管収縮による血圧の上昇と緊張感が加わることによって、収縮期血圧が24±4mmHg上昇するといわれています[2)]。高血圧の方などは、特に血圧上昇に気をつけましょう。

　まず、麻酔をする前から、患者さんに深呼吸をしてもらいましょう。

　次に、麻酔中に眉間にしわが寄っている、手のひらを握りしめたまま力が入っている、全身に力が入りすぎているなど、緊張で体が固まってしまっている患者さんには、「体や顔の力を抜きましょう」と声をかけ、全身の力みを解きます。患者さんは不必要な力が入っていることに気づいていないことが多いため、このように力が入っている部位を伝えてあげると、すぐに力が入っていたことに気づきます。

　そして、さらに緊張をほぐすために、ゆっくり深呼吸を続けてもらいます。その際、患者さんのお腹を見て、患者さんの呼吸のタイミングに合わせながら「ゆっくり息を吸って〜ゆっくり吐いて〜ふぁ〜」と、自分自身も合わせて深呼吸します。これを何度か続けて行うことで、深呼吸のペースを誘導することができます。この方法は、小児の治療の時にも有効です。

　麻酔が終わったら、ユニットを起こしてひと休憩設けましょう。患者さんがうがいした時にでも「麻酔にドキドキする成分が入っています。今だけ胸がドキドキしますよ。この感覚はすぐに戻ります」と麻酔の作用で動悸が起こることを説明し、それから「気分が悪くはありませんか?」と体調を確認してから処置を再開します。また、「処置を行いますが、途中痛みがあれば教えてくださいね」と補足しておくのもいいでしょう。

患者さんの全身を観察する

- [ ] 体を動かしていないか

- [ ] 額や鼻に汗が出ていないか

- [ ] 口唇の血色が
悪くなっていないか

- [ ] 顔面が蒼白になっていないか

　歯科治療中は、患者さんに話しかけても返事を聞くことが難しいため、患者さんの体に動きがないか、額や鼻に汗が出てないか、口唇の血色が悪くなっていないか、顔面が蒼白になっていないかを確認します。痛みがあれば、手を強くにぎるなど体を動かす場合があります。こちらから「痛いですか?」と確認しましょう。その他のチェック項目に当てはまることがあれば、気分が悪くなっている可能性があるため、患者さんに気分の不快がないか確認し、治療後はユニットをしばらく水平位に保ち血圧の急激な低下を防ぎましょう。

患者さんの全身の観察を続ける

- [ ] 顔面が蒼白になっていないか

- [ ] 口唇の血色が
悪くなっていないか

　治療が終わりユニットを起こす前に、もう一度、顔色や口唇の色が悪くなっていないか観察をします。口唇の血色が悪い場合は、治療が終わってすぐに脳貧血発作（血管迷走神経発作）を起こすことがあるため、注意が必要です。

患者さんの気分がよくなさそうだったら

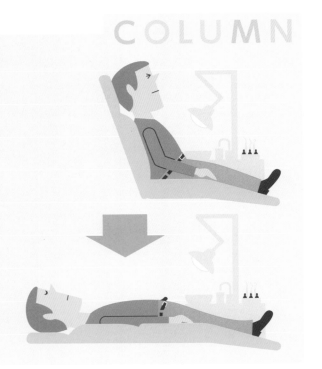

　患者さんが「ちょっと気分が悪いです」「目の前が暗くなってきた」などと言った場合は、脳貧血発作（血管迷走神経発作）が疑われるため、すぐにユニットを水平位にしましょう。意識があることを確認してから、すぐに歯科医師に報告します。また、衣服に締め付けるものがないかを見ます。ベルトが締まっていれば、ゆるめます[3]。

　モニターでは、血圧の数値を確認します。血圧が一時的に低下していますので、血圧がある程度回復する（収縮期血圧90mmHg以上）まで待ちましょう。

　落ち着いてきたら、受け答えがきちんとできるか、手に力が入るか（手をグーパーさせる）を確認し、歯科医師の指示を仰いでお帰りいただきます。また、ご家族や付き添いの人と来院しているか確認し、一人で帰る場合は待合室などでしばらく休んでからお帰りいただくようにします。このように、治療が終わっても、油断せずに患者さんのようすを観察しておくことが大切です。

だれでも最初は失敗する!

from DH

　新しく入職したばかりの皆さんで、仕事を楽しめている方ってどのくらいいるのでしょうか？　最初はとにかく職場に慣れることに手一杯になってしまいますよね。

　そんなときは、まず自分が何にストレスを感じているか、次にそれにどのように対応したらいいのかを考えてみましょう。「失敗は成功のもと」と言います。何かに失敗しても、そこから反省して改善することで成果を上げることができます。成果を上げることで周りは評価してくれるようになるのです。周りの評価が上がって自分の心に余裕が持てるようになると、患者さんの訴えにどのように対処していけばいいのかも見えてくるものです。

　ライティングや患者さんとの接し方に悩んでいることがあれば、先輩や同僚と、お互いのアシストのやり方やくふうについて意見を交換してみるのも、自分ひとりでは考え付かなかった方法を知ることができ、よいと思います。歯科衛生士は楽しくやりがいの多い仕事です。本書が皆さんのステップアップにつながればと思っています。

"名"アシスタントを目指して

from Dr.

　今回筆者からは、PART1のライティングについてお伝えしましたが、いかがでしたか？　筆者も、大学を卒業後、口腔外科医局員として手術のアシスタントをしたときは、教授や助教授に「ライト！　ライト！　どこに当ててるんだよ！　見えているのか?!」とよく怒られました。当時は、先輩術者の考えていることを理解できずに、自分が見えるように、勝手気ままにライティングをしていました。

　15年経って当時の新人医局員メンバーで再会したときに、「教授や助教授の怒っていたライティングが今になったらとてもよくわかるよ（笑）」と、全員同じ意見になりました。筆者が20代の頃「何で先輩たちは『見えない』って言うんだろう？　よく見えているけどなぁ？」と思っていたように、視力のいい皆さんが視力の落ちてきた術者のライティングを行うことは、難しいかもしれません。でも、治療の先を読むことと、影を作らないことを心がけていれば、すばらしいアシストができるようになると思います。

〈引用文献〉
1. 谷口省吾, 渋谷 鉱, 嶋田昌彦. 歯科治療に関連した全身的偶発症について——都市区歯科医師会に対する偶発症アンケート調査報告. 日歯医師会誌 2011；63（12）：1297-1301.
2. Tsuchihashi T, Takata Y, Kurokawa H, Miura K, Maruoka Y, Kajiyama M, Fujishima M. Blood pressure response during dental surgery. Hypertens Res 1996；19（3）：189-194.
3. 横山武志(監修), 怡土信一. イザというとき慌てない! 必ず習得しておきたい歯科医院のための救命救急処置. 東京：クインテッセンス出版, 2013；73.

抜歯時のバキュームテクニック

ふだんのバキュームとはちょっと違う！

歯科の処置で口腔内に使用するバキュームは、歯科用と外科用の2種類に大きく分けられます。
抜歯などの外科処置では出血部位を細かく吸引するため、外科用バキュームを用います。

歯科用バキューム

タービンや超音波スケーラから出た水を広範囲に
吸引することができるため、先端が太くなっている

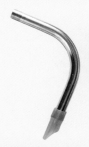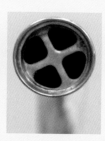

外科用バキューム

吸引したい部位を直に吸引できるように
先端が細くなっている

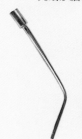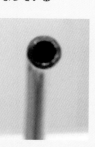

場面ごとの
ベストポジションがあるよ！

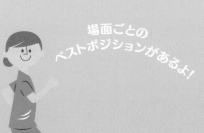

1	2	3	4	5	6	7	8	9	10
部位確認	浸潤麻酔	切開	剥離	歯槽骨削除	歯牙脱臼	抜歯	不良肉芽組織の除去・掻爬	縫合	止血確認

外科用バキュームの基本を押さえよう

いつものバキュームとちょっと違う外科用のバキューム。
まずは道具と使い方を確認しましょう。

BASIC 1

部位による使い分け

外科用バキュームには種類があります。バキュームの本体が短いものの方が操作しやすくなります。逆に、臼歯部の外科処置では、長いバキュームの方が把持する手が視野を妨げることがないため、有利な場合があります。

バキュームがバキュームホースのサイズとあわない場合はアダプターを使用します (**図1**)。

外科処置の時にはオートクレーブで滅菌されたバキュームを用います。バキュームは清潔域なのでバキュームの先端は触らないようにします。滅菌パックを付けたままバキュームに装着すると未使用の目安になります。滅菌パックは使用直前まで装着しておき、バキュームが未使用のものであることを明確にしておきましょう (**図2**)。

外科用バキュームの種類

部位によって長さや先端の太さが
違うものを使い分けると便利。

● 把持しやすく、前歯から臼歯部まで使用できる適度な長さ
● $\overline{8|8}$ 抜歯の際は、術者の術野の妨げになることなく吸引できる

サージチップマイクロ1.2（ロエコ）

● 差込口の太さをφ（直径）1mmから3mmに変えることができる
● 先端がとても細いので、細かい手術に向いている
● プラスチック製で、単回使用

吸引管S30°（YDM）

● 長さ110mmと短めなので、前歯の抜歯・歯根端切除術などに使用しやすい

＊写真はバキュームチップアダプター（YDM）を接続

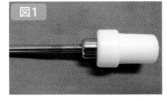

図1 サイズが合わなかった場合、アダプターを使用するとバキュームヘッドを交換するだけで使用できる。

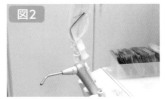

図2 外科手術では、清潔域と不潔域の区別をはっきりしておくことが特に重要。

持ち方と姿勢

ペングリップ（執筆状）またはパームグリップ（掌握状）で把持します（**図3a,b**）。また、吸引中はしっかり脇を締めて操作します（**図4**）。できるだけユニットの近くに立つことで姿勢が良くなり、操作しやすくなります。

ペングリップで持つ

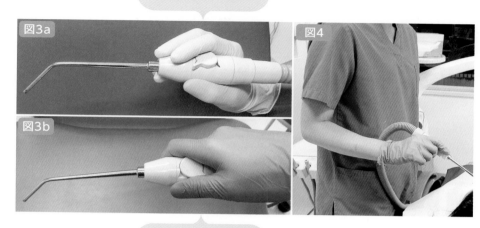

図3a　図3b　図4

パームグリップで持つ

Check It! ☑ 抜歯や小手術中の姿勢は重要!

足台をうまく使おう

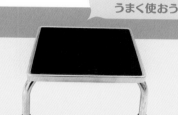

アシスタントの基本は立位です（座位は熟練者のみ）。座位では視野が狭くなるためです。たとえば臼歯部の手術の時などは術野（手術部位の視野）が得られないことがあります。

両足は肩幅よりやや広めに開き、安定した姿勢を保ちます。

高さは、自然に両肘を曲げた状態で、手元に患者さんの顎が来るようにすると視野が確保しやすいです。ユニットは約45°にし、患者さんの首が窮屈にならないようにしましょう。

立位

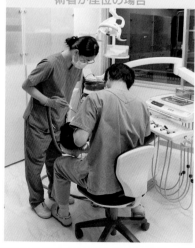

術者が座位の場合

基本は立位
抜歯部位が見える高さで。

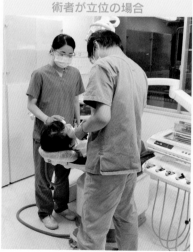

術者が立位の場合

アシストする術者と身長差がある場合は足台（右上写真）を使う。

座位

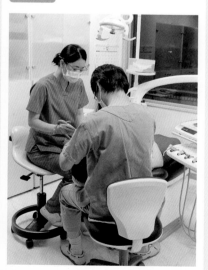

慣れてきたら座位でも
あらかじめスツールを高くしておく。座位の場合、上下視野が狭くなる。視野が確保されない時は、立位で吸引する。

ポジショニングのコツ、教えます

POINT 1

術者の視野を妨げない

　術者と介助者は同じものを違う角度から見ています。術者の視野の妨げになるようなポジションにバキュームを置かないように心がけます。アシストは基本的に2〜5時の立ち位置ですので、術者が12時の場合は、術野から頭側方向、術者が8〜9時の場合は術野から左側にバキュームを置かないように心がけます。

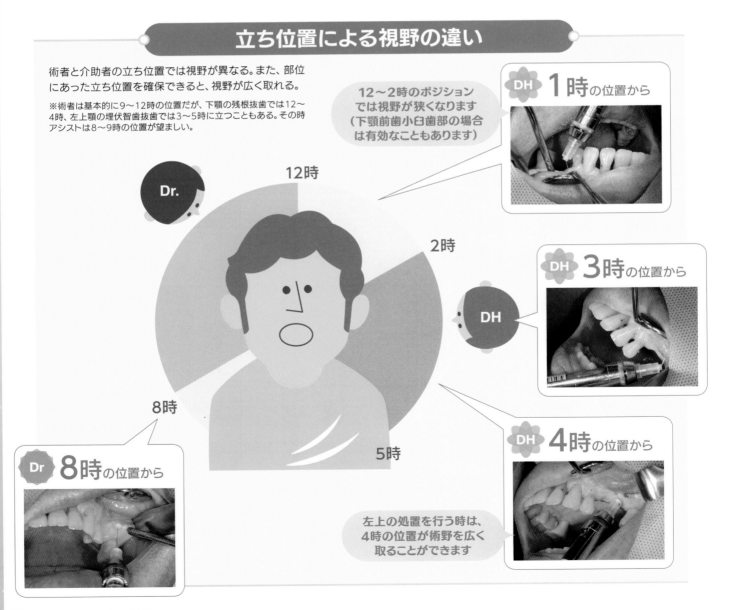

立ち位置による視野の違い

術者と介助者の立ち位置では視野が異なる。また、部位にあった立ち位置を確保できると、視野が広く取れる。

※術者は基本的に9〜12時の位置だが、下顎の残根抜歯では12〜4時、左上顎の埋伏智歯抜歯では3〜5時に立つこともある。その時アシストは8〜9時の位置が望ましい。

12〜2時のポジションでは視野が狭くなります（下顎前歯小臼歯部の場合は有効なこともあります）

DH 1時の位置から

Dr.

12時

2時

DH 3時の位置から

DH

5時

8時

Dr 8時の位置から

DH 4時の位置から

左上の処置を行う時は、4時の位置が術野を広く取ることができます

あなたは抜歯のアシスタント時に、どんなことを考えて吸引していますか？
歯科医師がメスで切開している時、「吸引して」と言われたら、どこを吸引したらいいのでしょう？

術者の視野を妨げてしまうポジショニング

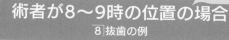
智歯抜歯は
基本的に7～9時の
位置で行います

術者が12時の位置の場合
上顎前歯部歯根端切除の例

頭側方向からバキュームを挿入すると、術者の視野に手が入ってしまう。

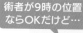
術者が9時の位置
ならOKだけど…
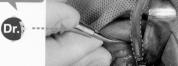

▶だからココへ！
バキュームを下唇側または左側から入れる。上唇側から入れる際は、吸引したら術者の術野から離して待つ。

術者が8～9時の位置の場合
8 抜歯の例

左側から吸引すると、手が術者の視野に入ってしまう。また、左側から吸引すると12時の位置に立つことになり、口腔内が見えづらくなる。

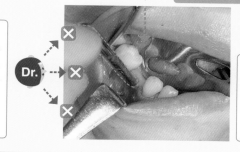
術者が12時の位置
ならOKだけど…

▶だからココへ！
タービンの下にバキュームを入れて、術者の術野に入らないようにする。

Check It! ☑
それでも視野が確保できないときは？

　視野が確保できないときは、ヘッドレストの位置が合っていない可能性があります。術者に相談して、ヘッドレストの位置を変えてみましょう。術者と身長差があり、それでも見えづらい時は足台を使う（P.21参照）などくふうしましょう。

上顎
抜歯時
上顎の抜歯の時は頭部が下がるように
ヘッドレストを調節。

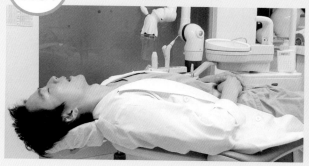

下顎
抜歯時
下顎の抜歯の時は患者さんに
顎を少し引いてもらう。

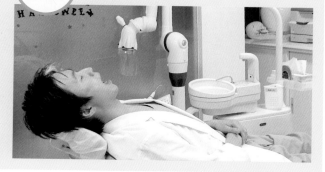

抜歯ステップ別解説
抜歯の流れを理解して、術者の意図を先取りする

外科用バキュームの使い方を、ヘーベル（挺子）抜歯*の流れを基に解説します。抜歯手術の流れと概要を理解し、「術者はどこを見たいのか」を場面ごとに思い浮かべながら、その時、私たち歯科衛生士はバキュームを用いてどのようなアシストをしたらいいかを考えてみましょう。それが、術者の作業の一歩先を読んだ吸引方法です。また、バキュームは、舌や頬粘膜などの圧排器具としても有効です。

*抜歯の方法には、鉗子による抜歯とヘーベルによる抜歯があるが、埋伏歯や残根抜歯ではヘーベルが主に用いられることが多い。

今回は 4 の残根抜歯を行います

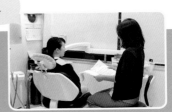

1 部位確認
カルテや抜歯承諾書を用いながら、患者さん本人と部位を確認します。

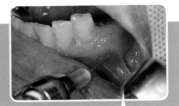

2 浸潤麻酔
手術部位に浸潤麻酔を行います。

バキュームの目的

● 舌に局所麻酔薬を触れさせない

麻酔薬（リドカイン塩酸塩、メピバカイン塩酸塩等）は舌に触れると、とても苦いのでこまめに吸引が必要です。歯周病が重度な場合は歯肉溝から漏れることがあります。これもこまめに吸引します（**図5**）。

Dr.のキモチ

術者が視ているのは抜歯部位頬舌側の歯肉歯槽粘膜および隣在歯です。これを遮らないようにします。

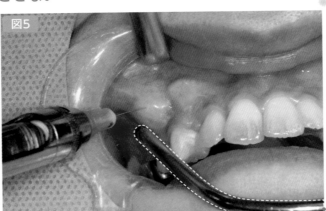

図5

バキューム

針の刺入部から漏れる麻酔薬を吸引。

抜歯の流れ	1 部位確認	2 浸潤麻酔	3 切開	4 剥離	ヘーベル抜歯の場合	5 歯槽骨削除	6 脱臼	7 抜歯	8 不良肉芽組織の除去・掻爬	9 縫合	10 止血確認

鉗子抜歯の場合

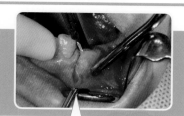

3 切開
手術部位の歯肉をメス・電気メスなどで切開します。

バキュームの目的

●切開線を明視野に置く
（切開前は唾液、切開中は血液の排除）

切開する前に、切開線に唾液が停留している場合はこれを吸引します。唾液が介在すると切開ラインが狂う場合があるので、よく吸引しておきます。

切開すると、切開線から出血してきます。出血点にバキュームをおいて血液が流れ出ないようにこまめに吸引します。

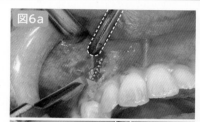
図6a

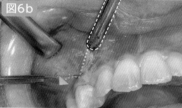
図6b

切開方向にバキュームを置かない。バキュームはメスの進行方向を邪魔しないよう、メスを追うように。

術者はメスを引いて切開します。メスの進行方向にバキュームがあると切開を進められなくなるため、進行方向の先にバキュームを置かないようにします（図6a,b）。切開線は三角弁法、台状切開、歯肉縁といくつかのパターンがあります（図7a〜c）。術者がどの切開線で行うかを事前に聞いておくと安心でしょう。

Dr.のキモチ

図7 切開線のバリエーション（残根の場合）
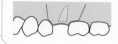
a 三角弁法　　b 台状切開　　c 歯肉縁

4 剥離（はくり）
骨膜剥離子で骨から歯肉・粘膜・骨膜を剥離し、抜歯部位の歯槽骨を露出させます。

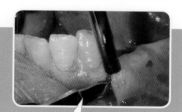

バキュームの目的

●剥離子挿入部位の出血を排除し明視野に置く

骨膜剥離子を挿入する部位を読み、剥離子の進行を追うようにして吸引します（図8）。また、剥離展開した部位の出血も吸引し、術野をクリアに保ちます。

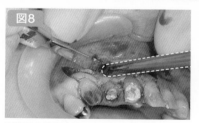
図8

剥離子の進行を追うように出血を吸引する。

多くのドクターがもっとも苦手とするステップがこの剥離で、スムーズに進まず、周囲組織を挫滅させる場合もあります。そのため、剥離子挿入部位をクリアに保ってもらえると非常に嬉しいものです。剥離子を何度も挿入するため、術者が剥離子を創縁から離したタイミングをねらって、出血を吸引します。

Dr.のキモチ

Check It! ☑
電気メスを使用する時はどこを吸引したらいい？

電気メス使用時にバキュームが電気メスの先端に当たってしまうと、触れていた口唇や口腔粘膜が一瞬で火傷してしまいます。必ず電気メスの先から離れたところで煙を吸引します。

また、電気メスを使用する際は、ペースメーカーが入っていないかを、本人または家族に必ず確認しておきましょう。

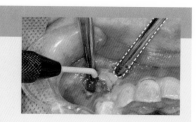

5 歯槽骨削除

ヘーベル抜歯で、歯根膜腔にヘーベルの先端をしっかり挿入できない場合、歯根膜腔のかわりとなるスペース（溝）を設けるために、骨ノミ、タービン、ストレートハンドピースなどで歯槽骨を一部削除します。

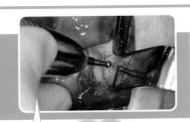

バキュームの目的

- ● 水の飛散を防ぐ
- ● 骨、歯冠、歯根を明視野に置く

　埋伏歯／残根、どちらの場合も、骨の切削時には骨の火傷を防止するため、十分に注水を行います。注水時に水が跳ね返ったポイントにバキュームを置くことで、水の飛び散りが減少します（図9）。口腔内に溜まった水は、術者の手が止まった時に吸引します。タービンやエンジンで注水量が多い場合、歯科用バキュームに切り替えることがあります。

　歯冠分割や骨削除の方法は術者によってさまざまですが、基本的に出血、注水、削除片が出る場所の吸引を行えば術野の確保がしやすいです。

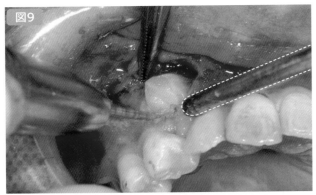

図9

出血点、注水、削除片を吸引し、術野をクリアに保つ。

埋伏歯の場合

骨削除を行う歯冠周囲の骨からの出血点を重点的に吸引し、歯冠・歯根を明視野に置きます。骨の削除量や分割回数などは、術者によって千差万別ですので、術者の削除範囲を想定できるとスムーズです。同一術者の介助回数が少ない場合は、どうしても連携がうまくいかないことがあります。

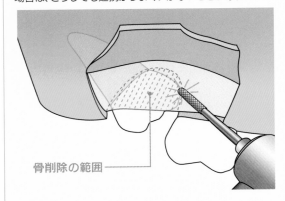

骨削除の範囲

残根抜歯の場合

残根抜歯で歯槽骨を削除しなくてはならないのは、歯槽骨と歯根が癒着しており、歯根膜腔がない根肥大・根弯曲のケースです。必然的に歯槽骨と歯根の間が切削部位となります。同部位の吸引を心がけます。

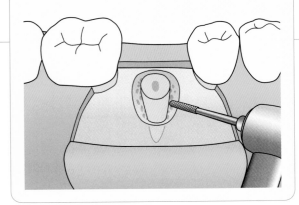

Check It! ☑

バキュームで高齢者の誤飲・誤嚥を防ごう

　特に高齢の患者さんは、口腔内への落下物を誤飲しやすい傾向があります。ヘーベルをかけると、クラウンや仮封材が外れたり、う蝕でもろくなった歯がボロボロと崩れることがあります。この場合も誤飲させないようにすぐに吸引します。あらかじめ口腔内にブロックガーゼを置いておくのも誤飲の防止になります。

　また、抜歯時には、抜去歯が滑って口腔内に転がり落ちてもすぐに吸い上げることができるように、バキュームは歯の近くに置いておきましょう（次ページ「⑦抜歯」の項参照）。

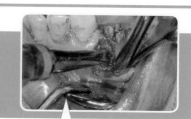

6 歯牙脱臼

ヘーベル抜歯の場合、歯槽骨と歯の間に
ヘーベルを差し込んで脱臼させます。

Dr.のキモチ

剥離同様、いくつかの方向からヘーベルを挿入します。術者が挿入する部位を予想して吸引してほしいです。

バキュームの目的

● **ヘーベル挿入部位を明視野に置く**
（挿入前は歯槽骨と歯の間、挿入中はヘーベルの先）

縫合し終えた部位からの出血を確認します。歯根膜腔から出血するため、歯槽骨と歯根の境界部の境目を吸引します（**図10**）。また、ヘーベルで力をかけている際も出血するため、ヘーベルの先をこまめに吸引していきます。

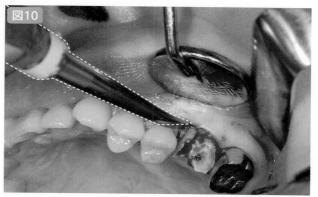

図10

歯根膜腔からの出血を吸引しておくと、術者が見やすくなる。

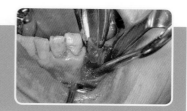

7 抜歯

ヘーベルや鉗子を使用して歯を抜去します。

抜去歯が口腔内に転がり落ちないよう、バキュームを歯の近くに置いておきます（**図11**）。歯を抜去したら、抜歯窩にライトを当て直します。

ヘーベル抜歯の場合

バキュームの目的

● **歯根膜腔からの出血を排除し、ヘーベル挿入部位を明視野に置く**

残根や上顎智歯などはヘーベルのみで抜歯することが多いです。ヘーベルにて挿入部位を挫滅させ、出血することも多いため、その部位を中心に吸引を行います。

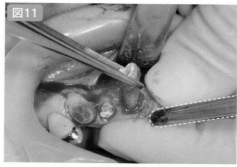

図11

バキュームを抜去歯の側に置き、口腔内に転がり落ちるのを防ぐ。

Dr.のキモチ

残根などが口腔底側に落下する場合があります。術者がピンセットなどを用意するまで、誤飲しないようバキュームで把持します。

鉗子抜歯の場合

※鉗子抜歯は基本的にバキュームは挿入しない。

バキュームの目的

● **歯肉溝部からの出血を排除し、鉗子把持部周囲を明視野に置く**
（鉗子が口腔外へ出た時のみ）

基本的にバキュームは口腔内から外しておきます。ただし、すぐに脱臼ができず、鉗子をいったん口腔内から出した場合は、次の鉗子把持を行いやすいように、歯肉溝部からの出血を吸引します。

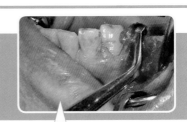

8 不良肉芽組織の除去・掻爬

重度の歯周病をともなう歯では、歯頸部や根尖部に不良肉芽があります。
術後出血の原因になるため、鋭匙で徹底的に除去します。

バキュームの目的

- 抜歯窩に、破折した歯冠や歯根の一部や切削片が残っていないかを確認する
- 隣在歯に歯石の付着やう蝕がないかを確認する
- 掻爬時には、不良肉芽周辺を明視野に置く

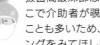

Dr.のキモチ 抜歯窩最深部は術者も覗き込まないと見えません。ここで介助者が覗き込んでしまうと視野の妨げになることも多いため、術者が覗き込んでいない時にタイミングをみてほしいです。DHの経験が浅い場合は、自らバキュームを操作して吸引する術者も多いです。

抜歯窩を吸引します。ただし、智歯抜歯の時は、下歯槽神経が露出していることがあります。術者に下歯槽管が露出している可能性がないか聞いてから抜歯窩底部を吸引します。奥深くまでバキュームを挿入するのはある程度の経験が必要です。

また、掻爬時は鋭匙の操作する部位を吸引します（**図12**）。

掻爬後、隣在歯に歯石の付着やう蝕がないかを確認するため、隣在歯側面を吸引します。術者と介助者で術野の見え方は異なります（22ページ参照）。特に、小さな抜歯窩は、角度によっては術者に見えづらいことがあります。不良肉芽の取り残しや破折した歯根などを確認し、介助者側から見えたものは術者に伝えましょう。

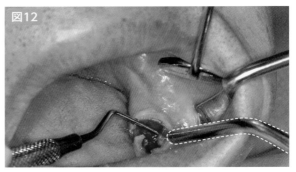

図12

掻爬時は鋭匙の操作する部位を吸引する。

9 縫合

切開した歯肉・歯槽粘膜に針をかけ、縫合します。

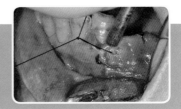

バキュームの目的

- 出血している場合は縫合部位を明視野に置く
- 縫合時、針先で粘膜を傷つけないように舌や頬を圧排する

縫合する前に切開線を吸引しておきます（**図13a**）。縫合後は、結紮した糸を切る前に、結び目からの出血を吸引します（**図13b**）。

舌側の歯肉を縫合するときは、患者さんの舌に針先が当たらないように、簡易的にバキュームで舌を圧排することも術者に喜ばれます。

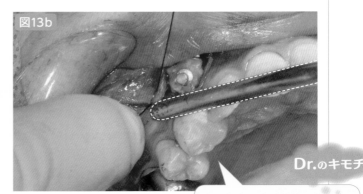

図13a

針をかける前に歯肉を吸引。

図13b

縫合糸を結紮した結び目を吸引。

Dr.のキモチ 縫合時に締結部位を吸引すると緩む場合があるので注意します。

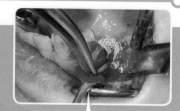

10 止血確認

出血が止まったことを確認します。

バキュームの目的

● 異常出血の確認

溢れ出てくる出血がないかを確認するために、最後に抜歯窩・切開線を吸引します（**図14**）。

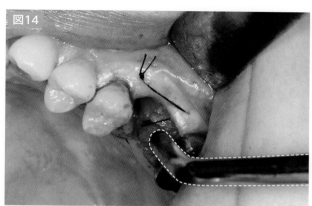

図14

切開線および抜歯窩を吸引し、縫合し終えた部位からの出血を確認する。

Dr.のキモチ

止血確認は歯科衛生士の技量が求められるところでもあります。術者は抜歯が終わると、カルテ記載や処方のことを考えていることが多く、抜歯後の最後のケアまで注意がまわらないことが多々あります。注意深い歯科衛生士の観察力にはとても助けられます。

Check It! ☑

患者さんの不安を取り除くための言葉の選び方

術中、患者さんとの距離はとても近いです。普段私たちが何気なく話している「メス」「注射針」といった"痛みを連想させる言葉"が患者さんの耳元で聞こえると、恐怖心を強めてしまいます。

手術中は、メスは「15番（メスの番号）」、注射針は「30G（ゲージ）」といったように、サイズに呼び替えるなどして、恐怖心をあおるような呼称を口に出すのは可能なかぎり控えるようにしましょう。

Finish!

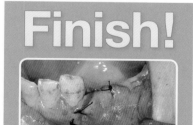

ぶじ残根抜歯を終えました！

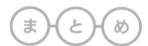

まとめ

外科処置は特に、歯科医師と歯科衛生士や歯科助手の二人三脚で成功すると言っても過言ではありません。外科処置を安全に行い、無事に終えるためには歯科衛生士や歯科助手のアシストがとても重要になります。

本章でご紹介した方法以外にも、抜歯には術者によってさまざまなパターンがあります。アシストする歯科医師が見たい箇所をイメージして、術者が今行っている処置の"一歩先"を読んだ吸引操作をしていきましょう。実際に、歯科医師にどうしたら見やすいか尋ねるなどして、コミュニケーションをとりながら皆さんの臨床現場にあわせた吸引スタイルを確立してみてはいかがでしょうか。

無事に終わる安全な外科処置につなげていきましょう。

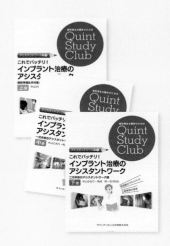

歯科衛生士臨床のためのQuint Study Club
これでバッチリ！
インプラント治療のアシスタントワーク（上・中・下）

中山かおり、馬場 精、石川知弘＝著

2010年／クインテッセンス出版／88・116・88ページ（各定価 3,520円［本体 3,200円＋税10％]）

「インプラント治療を希望した患者さんが噛めるようになるまで、通院期間は１年以上に及ぶこともあります。それだけ長い歳月を"噛める"というゴールに向かってともに過ごすのですから、患者さんに安心して手術・治療を受けてもらいたいものです。インプラント治療での歯科衛生士の役割は、手術前だけでも初期治療から手術器材の準備、術前術後の確認事項や注意事項の説明確認など多くに渡りますが、本書には、術後のプロビ修正に至るまでDHの動き方が細かく記されています。本書を読めば、スキルアップだけでなく、患者さんと良好な関係を築くことができるでしょう」（岩渕）

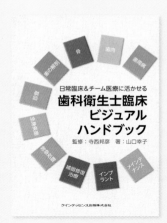

日常臨床&チーム医療に活かせる
歯科衛生士臨床ビジュアルハンドブック

寺西邦彦＝監修、山口幸子＝著

2010年／クインテッセンス出版／300ページ（定価 8,250円［本体 7,500円＋税10％]）

「日々の臨床で必要とされる、口腔内・外の診査法から歯科エックス線写真・CT画像の読影。歯周病・歯肉・歯の解剖、そして歯科治療に関連する高血圧や骨粗鬆症などの全身疾患──臨床で必要とされる基礎知識が１冊にまとまった本をそれまでみたことがありませんでした。しかし、本書ではインプラント治療に関わる臨床の基礎が１冊で学べます。最近の一般歯科医院ではスタッフが少ないため、職場スタッフから臨床について学べずにいる歯科衛生士も多いと思われますが、このハンドブックがあれば臨床の心強い味方になってくれます」（岩渕）

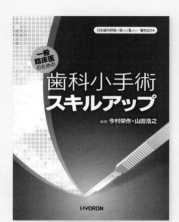

日本歯科評論 増刊2014
一般臨床医のための歯科小手術スキルアップ

今村栄作、山田浩之＝編著

2014年／ヒョーロン・パブリッシャーズ／168ページ（定価6,380円［本体5,800円＋税10％]）

「『アシスタントワークをもっとレベルアップしたい、でもどうしたらいいのかわからない』というお悩みをよく耳にします。術者がイメージする手術のゴールをアシスタントが同じようにイメージできることで、安全で効率よく手術を完遂できます。そのためにはアシスタントも手術の術式・使用する器材を理解しておかなければなりません。
　本書は一般歯科でも行われる歯科小手術の術式や使用する器材・材料について、写真を多く用いて解説しています。歯科医師向けの本ですので、普段から歯科小手術のアシスタントをされている方にとっては術者の考えを知ることができ、ひさびさの方には術式の予習として活躍してくれるでしょう」（岩渕）

① 術野を確保する器材の使い分け

正確な手術を行うためには、術野（視野）の確保が非常に重要になってきます。口腔内の手術では、口唇と頬粘膜、舌などが視野を妨げることが多々あります。そのとき、アシスタントが的確な組織を牽引し、圧排することで、安全な施術と適切な吸引が可能になります。もちろん、術野がよく見えることになりますので、ライティングも行いやすくなりますね。

術野の確保を行う器材は主に吸引・洗浄するものと組織（舌、頬粘膜、骨膜弁など）の牽引・圧排をするものに分けられます（**表1**）。さらに、どのような手術でどこを牽引するかによって、使用する器材が変わってきます。次ページに、歯科小手術をよく行っている歯科医院でよく使われる牽引・圧排用の器材とその特徴を列挙します。

表1 術野の確保を行う器材

洗浄・吸引
外科用吸引管など

組織牽引・圧排
鉤、剥離子、組織鉗子、鑷子（ピンセット）、プリチャードなど

歯科手術で使われる器材の名称

■ 洗浄・吸引に使用する器材
▨ 牽引・圧排に使用する器材

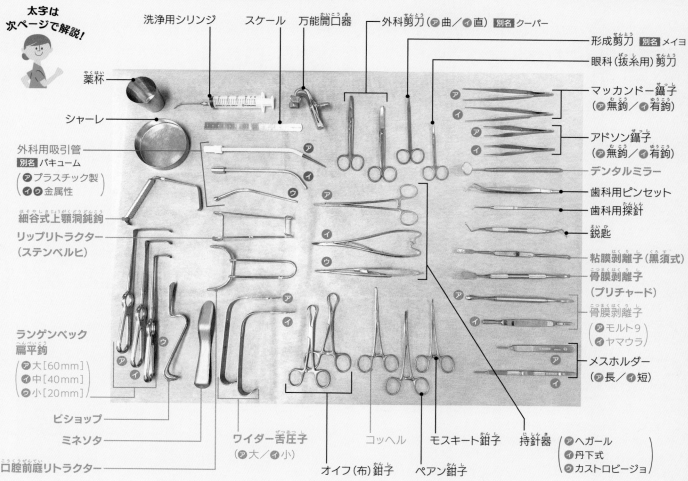

太字は次ページで解説！

洗浄用シリンジ　スケール　万能開口器　外科剪刀（㋐曲／㋑直）別名 クーパー

形成剪刀 別名 メイヨ
眼科（抜糸用）剪刀
マッカンドー鑷子（㋐無鉤／㋑有鉤）
アドソン鑷子（㋐無鉤／㋑有鉤）
デンタルミラー
歯科用ピンセット
歯科用探針
鋭匙
粘膜剥離子（黒須式）
骨膜剥離子（プリチャード）
骨膜剥離子（㋐モルト9／㋑ヤマウラ）
メスホルダー（㋐長／㋑短）

薬杯
シャーレ
外科用吸引管 別名 バキューム（㋐プラスチック製／㋑㋒金属性）
細谷式上顎洞鈍鉤
リップリトラクター（ステンベルヒ）
ランゲンベック扁平鉤（㋐大[60mm]／㋑中[40mm]／㋒小[20mm]）
ビショップ
ミネソタ
口腔前庭リトラクター

ワイダー舌圧子（㋐大／㋑小）
オイフ（布）鉗子
コッヘル
ペアン鉗子
モスキート鉗子
持針器（㋐ヘガール／㋑丹下式／㋒カストロビージョ）

1 デンタルミラー

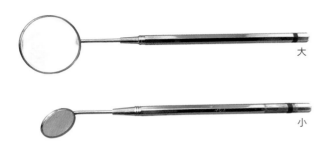

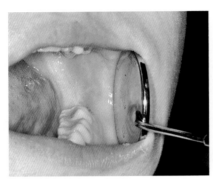

どのクリニックにもあり、扱い慣れているデンタルミラーは、口角や頬粘膜、舌などの牽引に向いています。先端が丸いため、粘膜弁や粘膜骨膜弁の圧排には適しません。

大きめのミラーは頬粘膜や舌の圧排に有効です。

2 ランゲンベック扁平鉤（筋鉤）

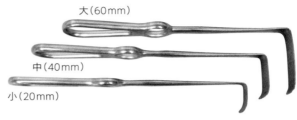

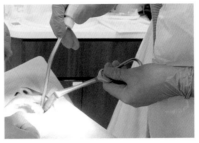

外開きで牽引することによって、アシスタントも術野の確保が行いやすいです。インプラント関連手術にもよく使用されます。切開範囲の狭い歯周外科には向いていません。

各種サイズがありますが、歯科手術では幅10〜15mm、長さ40〜60mm程度のものを使用することが多いです。口唇や粘膜の牽引に加えて、骨膜弁で挙上したフラップにかけることもあります。

5 リップ（チーク）リトラクター（金属製）

口腔前庭リトラクター
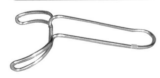

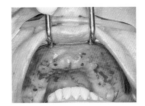

リップリトラクター
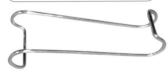

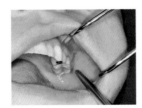

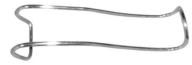

リップおよび頬粘膜を牽引する時に使いやすいリトラクターです。全顎を牽引できる口腔前庭リトラクターは、片手で全顎の歯肉口唇頬粘膜が圧排できます。ステンベルヒタイプのリップリトラクター（写真）は左右どちらも使え、小児から成人まで使用できます。

6 口角鉤、リップリトラクター（プラスチック製）

口角鉤
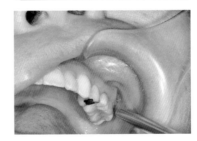

本来は口腔内撮影用の器具ですが、粘膜を牽引する場合は、扱いやすい器材です。どのくらいの視野がほしいかによって、大きければ 5 のステンベルヒや口角鉤、小さければリップリトラクターと使い分けるとよいかと思います。

リップリトラクター
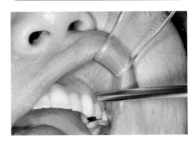

3 細谷氏上顎洞鈍鉤
ほそやししじょうがくどうどんこう

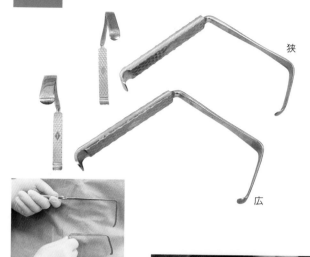

狭

広

2のランゲンベック(上)との持ち方の違い

　上顎の組織牽引圧排にとても有効な鉤です。脇を締めて牽引できるため、力の弱いアシスタントや、長時間の手術でも疲れにくいです。

4 ミネソタ、ビショップ

ミネソタ	ビショップ

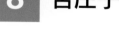

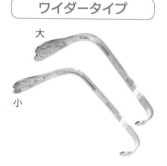

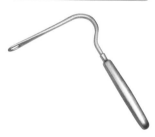

　2のランゲンベックとは手のかけ方が違いますが、粘膜および骨膜弁ともに牽引が可能です。また、舌の圧排も行いやすいです。指先で力をコントロールしますので、繊細な動きができますが、手首が疲れやすく、長時間の手術には不向きかもしれません。
　術者自身で使用することが多い器材で、手術部位が左側の時、舌や舌側の粘膜骨膜弁を圧排するために、術者が左手でミネソタやビショップを用いることもあります。逆に手術部位右側の時の圧排はアシスタントが行います。

7 剥離子
はくりし

プリチャード

骨膜剥離子

粘膜剥離子

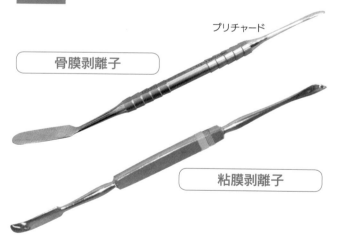

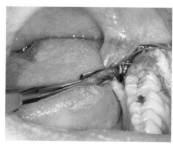

　小さな術野にはこのような剥離子を用いて、粘膜や骨膜の圧排、牽引を行う場合もあります。先端が比較的鋭で、また牽引幅が狭いために、長時間の牽引では組織を損傷しやすいので、術者へどこを圧排してほしいかをこまめに確認することも必要ですね。

8 舌圧子
ぜつあっし

ワイダータイプ	フレンケルタイプ

大

小

　舌圧子には、先端の小さなフレンケルタイプや幅の広いワイダータイプがあります。小児にはワイダータイプ小かフレンケルタイプを使用します。メスや切削器具から舌を守るという点では、ワイダータイプの方がよいでしょう。
　あまり口腔底を押さえつけると、嘔吐反射や疼痛が出現しますので、注意が必要です。

② ［手術別］バキューム＆圧排のバリ

　組織牽引・圧排のポイントを**表2**に挙げました。また、代表的な8つの歯科小手術別のバキューム位置や圧排位置を示します。どんな歯科手術でも、基本的には前章で示した抜歯手術の考え方と大差はありません。とにかくワンチームで手術! です。

1 歯根端切除術

歯の根尖に発症した歯根嚢胞や肉芽腫を摘出・掻爬し、感染歯根端を切除する手術です。

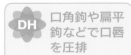
DH 口角鉤や扁平鉤などで口唇を圧排

Dr 剥離子

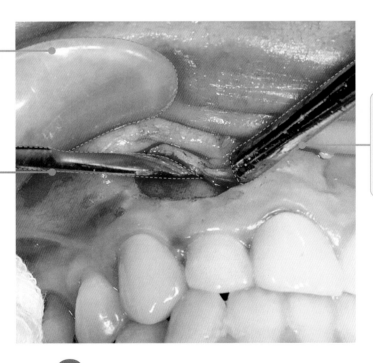
DH 切開線から出血して流れるため、出血点をメインに吸引

剥離操作の邪魔をしないように!

アシストのポイント

　ガーゼを丸めて臼歯部頬側に置いておくと、咽頭部に出血や注水が流れにくいです。摘出した嚢胞は吸引しないようにしましょう（バキュームはオフにしておくか吸引先は嚢胞から離しておく）。マイクロスコープを使用する時は、先端の細い吸引管を使用します。切開線が狭い場合は、剥離子などを使用し、大きい場合は鉤やプリチャードを使用します。

エーション

P.24〜29では残根抜歯時のバキューム位置を示しましたが、ここではその他のいくつかの小手術におけるバキュームの位置と組織圧排のコツを示します。

表2　組織牽引・圧排のポイント

P.21参照!

▌脇を締めて牽引する
▌ある程度長時間に及ぶ手術でも疲れない姿勢とポジションを確保する

▌術者（DR）およびアシスタント（DH）の
▌両者に見やすい角度で圧排・牽引をする

▌術者の手技を邪魔しない
▌術者が次に行う処置を先読みして、鉤やミラーなどの位置を変える

▌重要な処置（切開、骨削除など）では、一度固定した
▌ポジションを術者の指示があるまでずらさない
集中力を継続させ、手術に参加している意識を常に持つ

▌バキュームは原則出血点に対して
▌術者の視野を邪魔しないように行う
適宜貯留した唾液や注水、洗浄液も吸引する。骨削除に使用する注水時は、周囲に飛散しないように、バキュームを少し浮かせて、注水点脇から吸引する。

2　上唇小帯形成術

上唇小帯の付着異常に対して、切り離して付着部の移動を行う手術です。

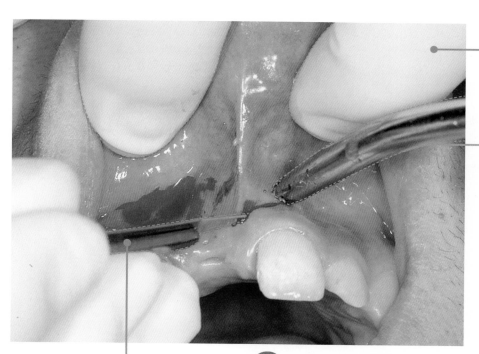

Dr 左手 口唇牽引（小児のため動かないように抑えている）。DHがデンタルミラーや扁平鉤で行ってもよい

DH 吸引管でメスが通ったあとの出血を吸引
流れないように！

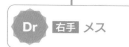

Dr 右手 メス

👩 アシストのポイント

　小児の場合は不安で泣き出してしまう子もいますが、切開縫合時に体動があると危険です。安心して手術が受けられるよう、「大丈夫だよ」とか「がんばってるね〜」と声かけをしてチェアタイムが短くなるように心がけます。
　牽引圧排は、小帯部分を緊張させるように小帯と平行に行います。バキュームのポイントは切開時に出血点近辺で小帯を吸引しすぎないように配置することです。

③ 舌小帯形成術

舌小帯が短縮している場合に、
切離して伸展させることにより、
構音・摂食の改善を促す手術です。

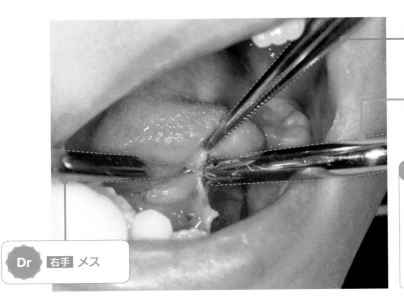

Dr 左手 舌鑷子（ピンセット）で尖端を牽引

DH 吸引管で出血点を吸引
流れないように！

Dr 右手 メス

アシストのポイント

上唇小帯と同様に、小児患者さんの手術には恐怖心が出ないように心がけます。

組織牽引・圧排のポイントは舌を上方に牽引すること、バキュームのポイントは出血点を吸引とともに口腔底の唾液も併せて吸引することです。

④ 口蓋結合織採取術

歯肉のボリュームが少ない場合に、
移植用のドナーを口蓋歯肉の結合織より
採取します。

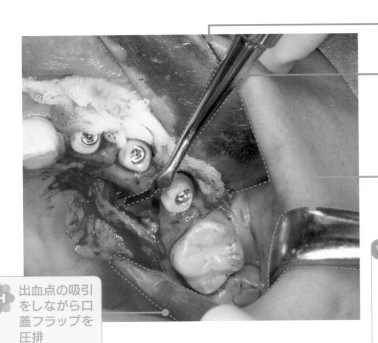

Dr 扁平鉤で上口唇を圧排

Dr 剥離子を使用して結合織の厚みを確認

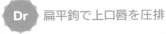

DH 扁平鉤で口角を牽引し広い視野の確保

DH 出血点の吸引をしながら口蓋フラップを圧排

アシストのポイント

バキュームは結合織片を吸引しないよう、先端の細い吸引管を使用します。

ライティングのポイントは、口蓋側は光が届きにくいため、足側＋やや介助側から行うことです。

5 歯槽骨整形（骨瘤除去）術

歯槽骨の鋭縁や骨瘤などにより、義歯装着時の疼痛や骨露出を起こす場合があるため、歯肉切開と剥離後に行う骨整形の手術です。

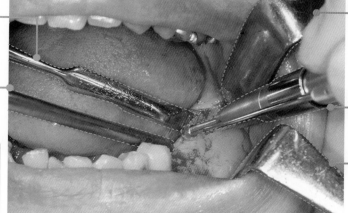

DH 粘膜剥離子で舌側のフラップを圧排

DH 出血点の吸引

DH2 扁平鈎で術野の確保

Dr 右手 ドリルで歯槽骨整形

Dr 左手 扁平鈎で術野の確保

アシストのポイント

形成するバーが歯肉や骨膜を巻き込まないように注意します。バキュームでは、削除した骨片を残さないように吸引します（感染源となるため）。

※本症例のポジション：
[Dr]4時 [DH]9時 [DH2]1時

6 口唇粘液嚢胞切除術

口唇に発症した唾液の貯留嚢胞に対し、摘出や切除を行う手術です。

※本症例のポジション：
[Dr]11時 [DH]4時

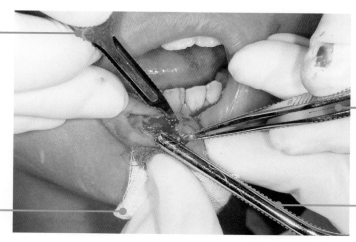

Dr 右手 メス

Dr 左手 鑷子で嚢胞を把持

DH 左手 ガーゼで口唇の牽引

DH 右手 吸引管で切開線の出血点をこまめに吸引

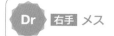

アシストのポイント

半分くらい口を閉じてもらうと、下唇が牽引しやすくなります。左手で口唇を反転させて牽引し、切開時は特に口唇が動かないように把持しましょう。

7 インプラント埋入手術

欠損部位に歯科インプラント体を
埋入(配置)する手術です。

 Dr 左手 舌圧子

 アシストのポイント

　形成するバーが歯肉や骨膜を
巻き込まないよう、鉤や粘膜剥
離子で圧排します。
　バキュームのポイントとして
は、ドリリング周囲で注水を吸
引することです。また、削除骨
片を残さないように吸引してお
きましょう。ドリルの方向や深
度を術者に助言すると、より安
全な手術となります。

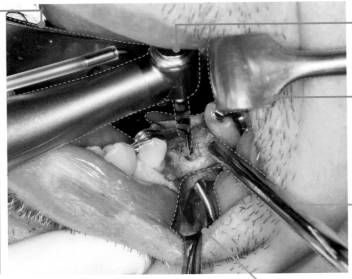

Dr 右手 インプラ
ントドリル

DH2 扁平鉤で頬粘
膜の圧排

DH 右手 出血点
の吸引

DH 左手 剥離子
による粘膜骨
膜弁の圧排

※本症例のポジション:
[Dr]8時 [DH]4時 [DH2]1時

8 上顎洞底挙上術

上顎洞底が下がっていて、通常では
インプラント体を埋入できない患者さんに、
上顎洞底粘膜を挙上して骨補填を行う手術です。

Dr 超音波骨切削
器具を操作

アシストのポイント

　形成するバーが歯肉や骨膜を
巻き込まないように鉤で粘膜骨
膜弁を牽引します。
　バキュームでは、上顎洞粘膜
は大変薄いため、吸引管で直接
触れないように注意しましょ
う。また、移植骨を吸引しない
ように心がけます。ライティン
グは、上顎骨前壁に充分な光が
入るように、少し足側からあお
るのがポイントです。

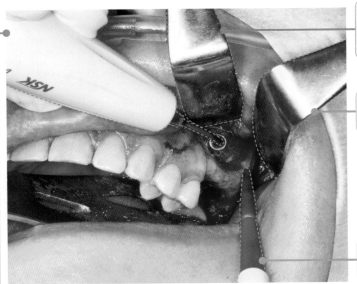

DH2 扁平鉤で粘膜骨
膜弁の圧排によ
る術野の確保

DH 扁平鉤で頬粘
膜を圧排

DH 出血点と注水
の吸引

※本症例のポジション:
[Dr]8〜9時 [DH]4時 [DH2]12〜1時

【著者略歴】

岩渕 慧（いわぶち・けい）

2003年 新東京歯科衛生士学校卒業
　　　　金子歯科医院勤務
2004年 横浜総合病院歯科口腔外科勤務
2013年 同科歯科衛生士サブリーダー
2014年 同科歯科衛生士リーダー
2017年 同科非常勤
　　　　現在に至る

〈所属学会〉
（公社）日本口腔インプラント学会 インプラント専門歯科
衛生士

〈おもな執筆〉
「歯科口腔外科のDHが教える 抜歯時バキュームのベスト
ポジション」歯科衛生士2016年2月号（共著、岩渕 慧・今
村栄作）
「高齢者・有病者の外科手術前に！服薬チェックパーフェ
クトガイド」歯科衛生士2016年7月号（共著、今村栄作・岩
渕 慧・中村光哉）
「新人DH必読！術者と患者さんの安心をアシストできる
ライティング＆サポートテクニック」歯科衛生士2017年6
月号（共著、岩渕 慧・今村栄作）

今村栄作（いまむら・えいさく）

1991年 東北大学歯学部歯学科卒業
　　　　鶴見大学歯学部口腔外科学第1講座入局（診療科助
　　　　手）
　　　　長野県厚生連佐久総合病院歯科口腔外科（研修医）
1993年 横浜労災病院歯科口腔外科勤務（研修医、専修医）
1995年 東芝林間病院歯科口腔外科勤務（医員）
1996年 鶴見大学歯学部口腔外科学第1講座（助手）
　　　　横浜労災病院歯科口腔外科勤務（医員、医長）
2001年 横浜総合病院歯科口腔外科（部長）
2005年 同病院医局長兼任（2009年3月まで）
　　　　桐蔭横浜大学医用工学部（客員教授、2012年3月まで）
2015年 横浜総合病院（院長補佐兼任）　現在に至る

歯学博士（昭和大学口腔解剖学講座）

〈所属学会〉
（公社）日本口腔外科学会 認定口腔外科専門医 代議員
（公社）日本口腔インプラント学会 認定専門医
ITI Fellow
ITI日本支部公認インプラントスペシャリスト
アジア口腔顎顔面外科学会（Asian OMS）／日本頭蓋顎顔
面外科学会／日本顎変形症学会／日本口腔ケア学会／日本
口腔診断学会
ほか

〈おもな執筆〉
『インプラント併発症：予防と治療のポイント』医学情報
社、2011年
『日本歯科評論増刊2014 一般臨床医のための歯科小手術
スキルアップ』（共編、今村栄作・山田浩之）ヒョーロン・
パブリッシャーズ、2014年
『判例からみた医療安全：歯科医療に求められる戦略的な
リーガルリスクマネージメント』（小林 馨・足立 進・中島
丘［編］、分担執筆）わかば出版、2014年
『すぐに使える！歯科診療室での医療安全実践ガイド：起
こりやすいエラーの予防と対応策』（石川雅彦・平田創一
郎・中島 丘［編］、分担執筆）医歯薬出版、2010年
『歯医者さんに教えて！どんなお薬飲んでいますか？：患
者さんの薬と持病を確認するときに使う本』（長坂 浩［監］・
中島 丘［編］、分担執筆）クインテッセンス出版、2018年
ほか

【初出一覧】

ライティング＆サポートテクニック
「歯科衛生士」2017年6月号
新人DH必読！術者と患者さんの安心をアシストできる ライティング＆サポートテクニック

抜歯時のバキュームテクニック
「歯科衛生士」2016年2月号
歯科口腔外科のDHが教える 抜歯時バキュームのベストポジション

術野を確保する器材の使い分け
［手術別］バキューム＆圧排のバリエーション
書き下ろし

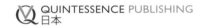

QUINTESSENCE PUBLISHING
日本

歯科衛生士ブックレット Vol.5
ライティング・バキューム操作・圧排
歯科手術アシスタント マスターBOOK

2022年7月10日　第1版第1刷発行

著　　者　岩渕　慧 / 今村栄作

発 行 人　北峯康充

発 行 所　クインテッセンス出版株式会社
　　　　　　東京都文京区本郷3丁目2番6号　〒113-0033
　　　　　　クイントハウスビル　電話(03)5842-2270(代表)
　　　　　　　　　　　　　　　　　(03)5842-2272(営業部)
　　　　　　　　　　　　　　　　　(03)5842-2278(編集部)
　　　　　　web page address　https://www.quint-j.co.jp

印刷・製本　サン美術印刷株式会社